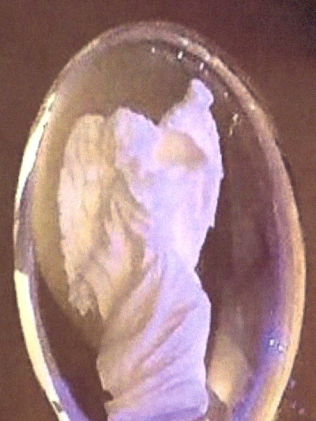

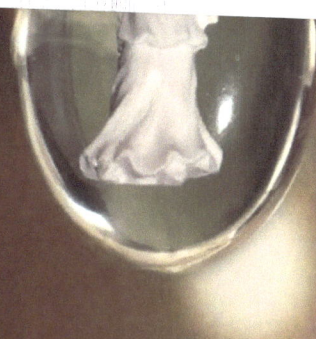
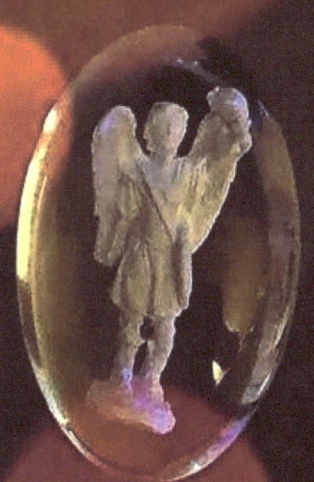
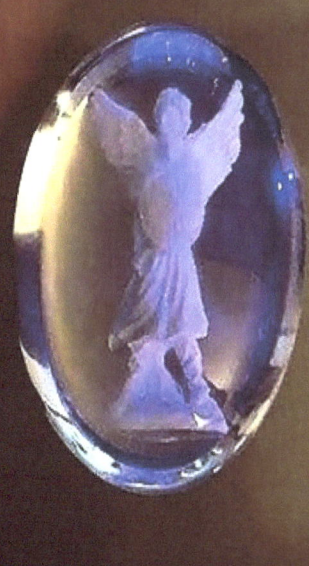

UNIFICACIÓN
ARCÁNGELES CON REIKI

Este manual no puede ser modificado o alterado

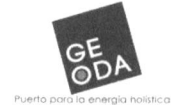

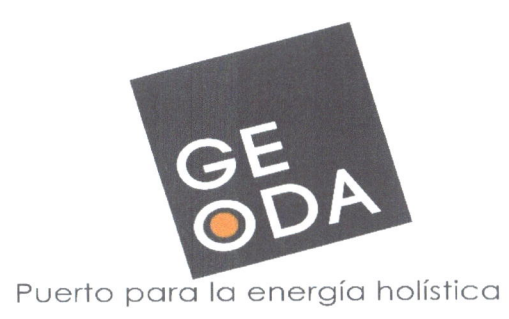

Geoda, una piedra que se considera una maravilla natural y que a simple vista parece no tener nada en especial, pero en su interior se encuentran una gran cantidad de minerales cristalizados que han pasado por un largo proceso de formación. Una geoda tiene propiedades curativas y son grandes transmisores de energía. Absorben energías densas y las transforma en energías positivas que nos ayudan a equilibrar y armonizar nuestro SER.

Geoda, una piedra que cuando se rompe emergen desde su interior cristales de luz. Podríamos decir que el Ser Humano es esta piedra, muchas veces no nos damos cuenta de que la verdadera belleza está dentro de nosotros.

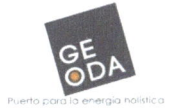

Somos el puente que, a través de las Terapias Holísticas, ayudamos a romper esa capa y que cada persona pueda llegar a la verdadera esencia y luz que lleva dentro. Te ayudamos a que logres resaltar tu interior y logres ver y aceptar quién realmente eres. Geoda, te ayuda a sanar, fortalecer y liberar todo lo denso que has cargado, para que emerja la brillantez y cristales de luz que llevas dentro.

Geoda, Puerto para la Energía Holística

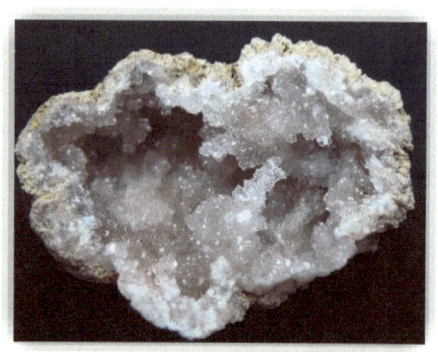

Integrado por:
Miriam González
Tomás Troche
Nicole Torres
Magaly Cintrón

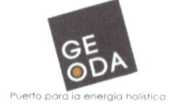

Curso impartido por:

Magaly Cintrón

Escritora, posee un bachillerato en Educación y una Certificación Máster Reiki

Para matricularte en este curso de Unificación Arcángeles con Reiki, puedes escribirnos a la dirección de correo electrónico que te presentamos y solicitar la información del mismo. De esta manera estarás cursando tu Unificación de Arcángeles con Reiki paso a paso con tu Sensei de Reiki, quien te guiará durante este proceso de transformación. Para validar este curso, recibirás un certificado personalizado.

Nota: Obtener este manual sin comunicarte con nosotros, no certifica ni valida que has cursado Unificación de Arcángeles con Reiki

Email:
geodapr@gmail.com

Sitio Web:
http://semillasdeenergia.wix.com/conucodeenergia

Búscanos en Facebook y YouTube como Geoda, Puerto para la Energía Holística

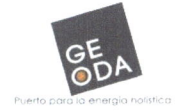

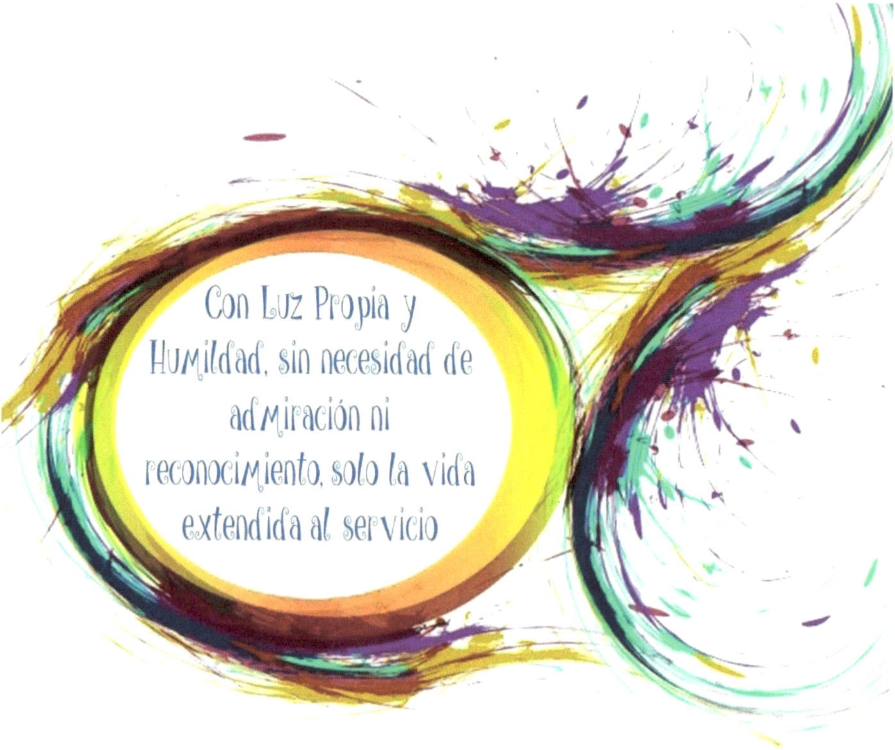

Con Luz Propia y Humildad, sin necesidad de admiración ni reconocimiento, solo la vida extendida al servicio

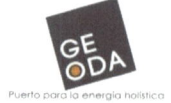

AGRADECEMOS...
A nuestro Padre Celestial por regalarnos nuestro SER y Energía Vital

AGRADECEMOS...
A nuestros padres por darnos la experiencia de vida

AGRADECEMOS...
A nuestros guías esprituales, todos los seres de luz y los ángeles de la guarda que irradian su luz en este sendero

AGRADECEMOS...
A todos nuestros maestros que han guiado nuestros pasos día a día

AGRADECEMOS...
A todos los que lleguen y se conviertan en nuestros maestros dándonos nuevas enseñánzas de luz divina

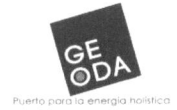

CONTENIDO

PREFACIO   9

HISTORIA	**11**
UNIFICACIÓN ARCÁNGELES CON REIKI	**13**
REQUISITOS PREVIOS PARA EL APRENDIZAJE	**18**
PLAN DE TRABAJO	**21**
LOS ARCÁNGELES	**23**
MIGUEL	**25**
GABRIEL	**29**
RAFAEL	**32**
URIEL	**35**
CÓMO INTEGRAMOS LOS CUATRO ARCÁNGELES	**38**
CÓMO HACER UNA PROGRAMACIÓN SENCILLA	**41**
COMPROBACIÓN DE CONOCIMIENTOS	**47**
CEREMONIA DE UNIFICACIÓN ARCÁNGELES CON REIKI	**50**
LO QUE NECESITAS SABER PARA LA CEREMONIA	**51**
RECORD DE PRÁCTICA	**53**
SENSACIONES PARA DISCUTIR CON TU MAESTRO	**55**
MEDITACIÓN PARA LA TÉCNICA DE UNIFICACIÓN	**57**
SESIÓN DE REIKI CON LOS CUATRO ARCÁNGELES	**61**
PALABRAS FINALES PARA LA SESIÓN	**66**
TÉCNICA DE VISUALIZACIÓN	**67**
CONTESTACIONES	**71**

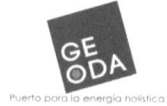

PREFACIO

Varios pasos… un camino.

La fe de que asistidos por ellos encontraremos un iluminado camino. Quizás un destino, asechados por la bienaventuranza de la esperanza, invitados a desvestir la caridad que hay en cada uno de nosotros y el amor que emana desde lo profundo del corazón. Un sentimiento de paz que irradia desde el interior del Ser Humano hasta provocar la más alta sensibilidad, es la base de todo aquello que pretende, al final, conseguir felicidad.

El desprendimiento es nuestro mayor legado a próximas generaciones, las que conscientes de su rol, estarán convocadas a renacer cada día desde sus entrañas para dar lo más que un Ser puede ofrecer incondicionalmente, AMOR.

Mediante la ayuda de los Arcángeles lograremos no solo equilibrar nuestro Ser, sino aumentar nuestra vibración de modo tal que unificaremos las técnicas que nos permitan asistir a nuestros semejantes.

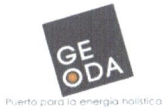

Durante este curso de Unificación de Arcángeles con Reiki lograremos que el terapéuta pueda aplicar las técnicas aprendidas a la vez y en conexión con la fe angelical. Aunque el Reiki no requiera fe, la persona que asista este nivel de vibración debe ser creyente de los Ángeles y Arcángeles pues esto le permitirá tener la sensibilidad necesaria para aplicar y transmitir la espiritualidad que la terapia requiere.

Tomás Troche
Master Reiki

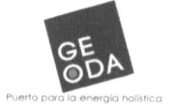

HISTORIA

Reiki Angélico es un método de sanación amoroso que se realiza en conexión con el Creador Universal, Arcángeles, Ángeles, Guías Espirituales y Maestros Ascendidos. Su esencia es la Luz Divina y el Amor Incondicional con el propósito de ayudar a sanar, avanzar en la vida y co-crear bienestar, armonía, relaciones sanas, abundancia, salud, sabiduría y evolución espiritual.

El Reiki es reconocido como una de las más importantes terapias energéticas y desde que Mikao Usui manifestó su redescubrimiento han surgido una gran cantidad de variantes, el Reiki Angelical o Angélico es una de ellas.

Para el 2003, Kevin y Christine Core dieron a conocer un sistema de sanación energético llamado **Reiki Angélico**.

Kevin Core recibió el Reiki Angélico por medio de las canalizaciones del Arcángel Metatrón desde octubre del 2002 hasta febrero de 2003 para que éste difundiera un sistema de sanación que trabaja con Ángeles, Arcángeles, Maestros Ascendidos y otros Seres de Luz pura.

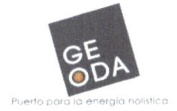

Éste se ha extendido por todo el mundo, teniendo representación en más de 23 países. Aunque Kevin dejó esta encarnación en junio de 2009, Christine, su llama gemela, continúa su trabajo en la actualidad.

Kevin Core canalizó el siguiente mensaje del Arcángel Metatrón:

"El Reino Angélico es su guía para ser los canales, los instrumentos de la Mano de lo Divino. Parte de este conocimiento que nosotros os daremos a vosotros es ese sistema que actualmente se conoce como Reiki Angélico".

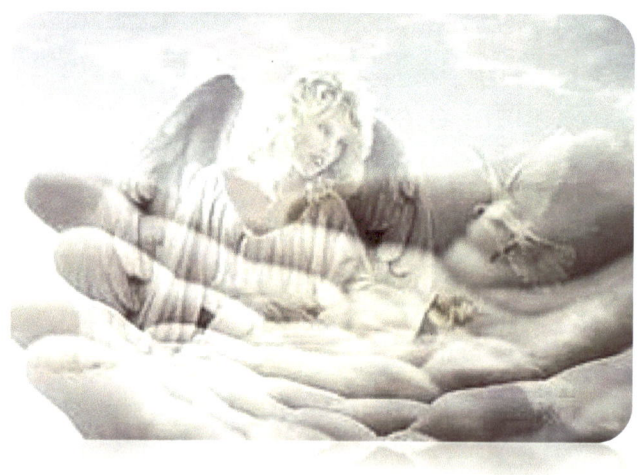

UNIFICACIÓN DE ARCÁNGELES CON REIKI

La unificación Arcángeles con Reiki es un camino para elevar la conciencia y no actuar desde la mente ordinaria que siempre repite los mismos pensamientos, hábitos y emociones. Es un camino más armonioso y amoroso. Es responsabilizarse y suavizar los propios pensamientos, emociones y acciones. Muchos pueden pensar que es un modo de escapar de la realidad o estar en un mundo fantasioso, no es un espacio de creer y crear desde las llamas y rayos sanadores, donde tocamos o alcanzamos unas vibraciones sutiles y refrescantes.

Somos cuerpo y también somos espíritu, somos todo en uno. Debemos volver a recordar lo sagrado en todo, honrar y amar tanto el cuerpo como el espíritu. Somos humanos dentro de un cuerpo multidimensional.

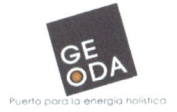

Por lo tanto, esta unificación de Energías Sanadoras no es algo exclusivamente espiritual, todo tiene esencia: trabajar, amar, bailar, cocinar, sembrar, limpiar y todo lo cotidiano en la vida también es espiritual si la vives de modo consciente y más si te sientes vivo y agradecido por todo.

Sabemos que la Energía Vital y Universal Reiki, por sí sola, es una gran fuente de sanación y no necesita de nada más para funcionar, pero un helado de vainilla sabe mejor si le ponemos sirope, almendras o fresas, el sabor que experimentamos es más extraordinario. Cuando sembramos una planta, le echamos agua, crecerá y nos dará flores o frutos, pero si a esto le añadimos unas horas de sol, agua de lluvia y le hablamos, la planta crecerá más fuerte y robusta, su floración será mágica. De igual forma sucede con el Reiki, cuando le añadimos otras

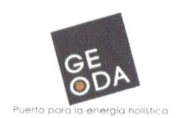

terapias que aportan energía, la vibración que se logra será más alta y placentera para nuestros pacientes y nosotros mismos, pues logramos ser un mejor canal de Energía Vital Universal.

De todas las necesidades humanas, la salud es la más importante, sin salud no se puede trabajar ni disfrutar de la vida. Sin embargo, esto no debe considerarse como un castigo pues muchas veces la enfermedad trae consigo lecciones importantes para el alma humana.

Eso no quiere decir que haya que aceptar la enfermedad, sino pedir la ayuda celestial para encontrar y sanar tanto su causa como su manifestación. La sanación con los Arcángeles es parte del trabajo que nosotros podemos hacer con la ayuda de Seres Celestiales. Consiste en pedir su ayuda para devolver la salud de cuerpo y alma.

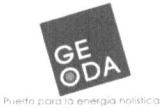

Los Arcángeles actúan como intermediarios entre Dios y el Ser Humano, manteniéndose siempre en armonía con la voluntad de Dios. Pueden ayudar a cualquier persona si ésta se lo pide.

A veces ayudan de manera clara y contundente, como cuando eliminan un dolor después de una oración o terapia. Otras veces, ayudan al ser humano a sanarse a sí mismo, como cuando la sanación que requiere la persona tiene que ver con su actitud ante la vida.

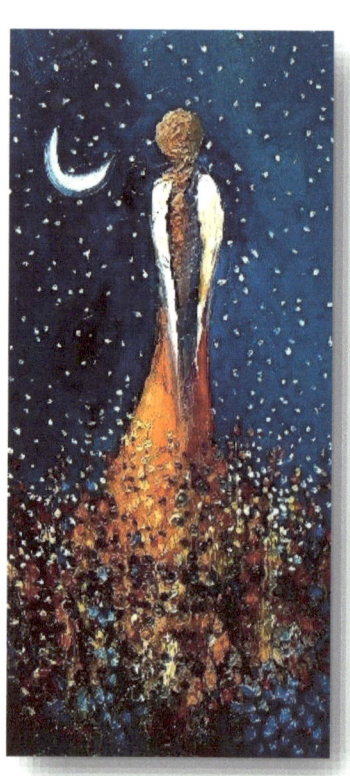

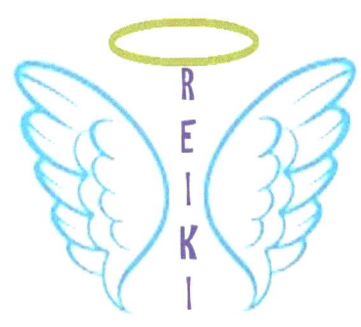

El sistema de Unificación Arcángeles con Reiki es una manera de conectar con la Energía Reiki y con la Energía curativa y amorosa de los Arcángeles.

Naturalmente está recomendado para personas que creen y confían en las poderosas ayudas de los Ángeles. Es un sistema que emplea los cuatro símbolos de poder canalizados por Mikao Usui, pero incluye una conexión directa con los cuatro Arcángeles Miguel, Rafael, Gabriel y Uriel.

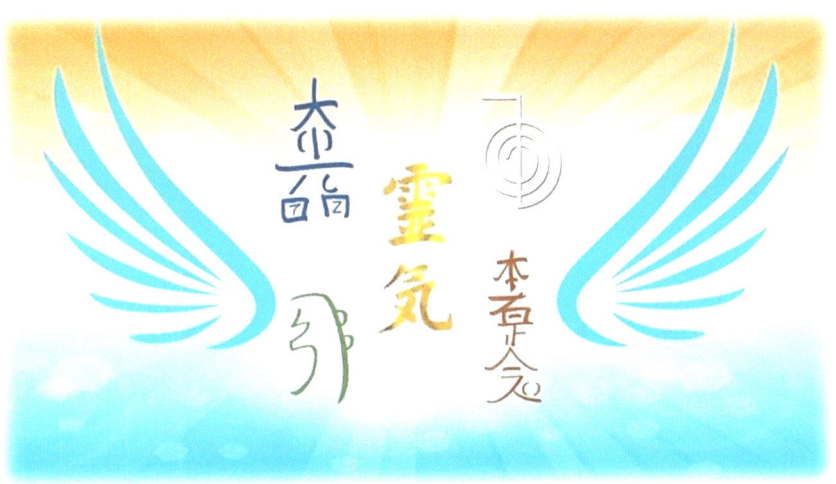

REQUISITOS PREVIOS PARA EL APRENDIZAJE

Unificación Arcángeles con Reiki

✓ Tener el deseo de trabajar con los Arcángeles para el más alto bien.

✓ Es necesario tener un corazón y una mente positiva y abierta. Aquellos que aprenden este sistema son abrazados por la pureza de los Arcángeles.

✓ Los estudiantes deben tener como mínimo Nivel II de Reiki.

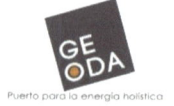

Yo_____ hoy decido que mi vida se llena de la vibración Angelical llevándome al camino de la luz interior. Elijo dar lo que a mí ya me enseñaron con mucha humildad y amor para que puedan crecer de adentro hacia afuera.

El compromiso permite que tu mente, tu alma y todas tus células se alineen hacia el objetivo, brindando a cada una, desde su naturaleza, las herramientas necesarias para lograrlo.

A medida que avanzas en este curso se filtran a tu conciencia, los pensamientos de las semillas angelicales.

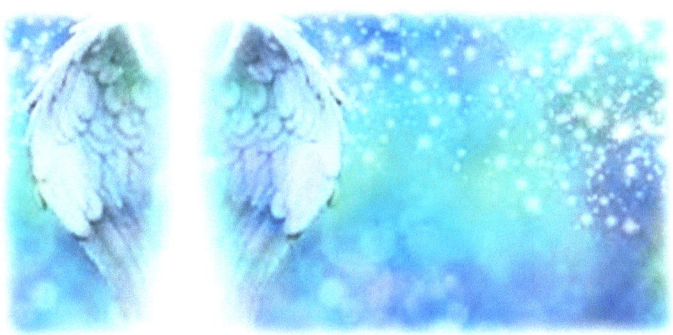

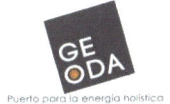

Si te mantienes firme en el sendero, serás capaz de realizar y proceder con puro amor desde la plantilla divina, y avanzaremos juntos: lado a lado y corazón a corazón. ESE MOMENTO ES AHORA.

Gracias, Gracias, Gracias por todo lo bueno que llega a mí.

Alumno: _____

Sensei: _____

Fecha: _____

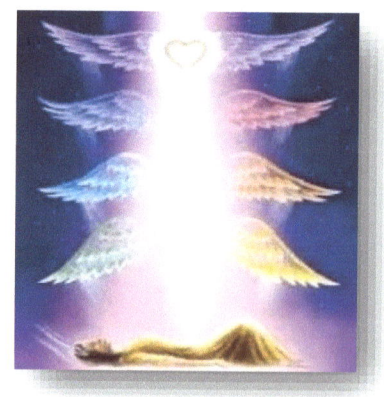

PLAN DE TRABAJO

1. Debes leer el módulo completo.

2. Completarás la hoja de comprobación de aprendizaje y verificarás que todas las contestaciones estén correctas, de no ser así repasa de nuevo hasta que conozcas el material. Las contestaciones se encuentran en la página 71.

3. Te prepararás física y mentalmente para la Unificación y harás dos meditaciones, una en la mañana y otra en la noche.

4. Luego de la Unificación harás cinco (5) meditaciones previo al comienzo de la primera sesión de Reiki Unificado con Arcángeles.

5. Al terminar los cinco (5) días de meditación comenzarás con las sesiones de Reiki Unificando con Arcángeles a otra persona. Cinco de estas sesiones se harán de manera presencial con tu maestro. Luego harás 15 sesiones no presenciales.

6. Completarás las tablas de práctica en su totalidad y las entregarás a tu maestro.

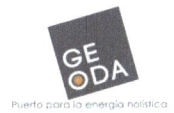

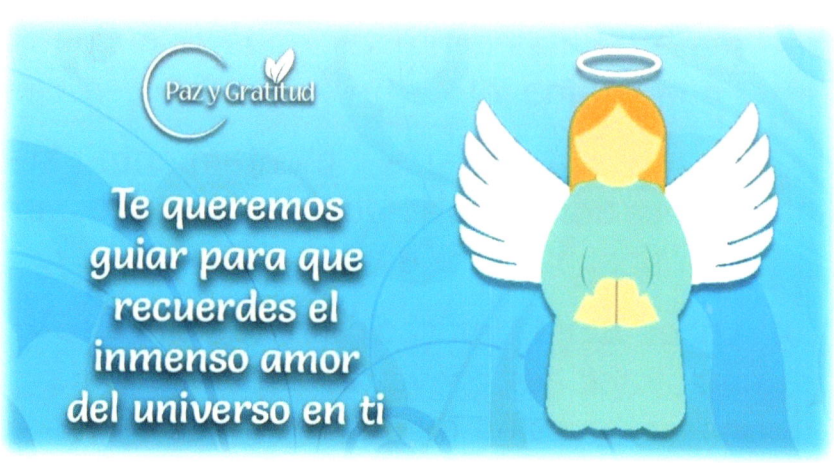

LOS ARCÁNGELES

En el sistema de Unificación Arcángeles con Reiki se incluyen cuatro Arcángeles, aunque también podemos incluir a los Ángeles con los que tengamos una conexión especial, tanto durante la alineación como en las sesiones curativas.

En general, podemos agregar un Ángel a nuestro trabajo de sanación por una de estas razones o incluso por la dos: cuando sentimos su presencia y que están allí para ayudarnos en nuestra labor o para transmitirnos alguna enseñanza o mensaje.

La segunda razón por la que, seguramente, agregaríamos un Ángel, es por nuestro deseo de aplicar o incluso desarrollar dentro de nosotros, la cualidad o capacidad que el Ángel que deseamos agregar representa. Los Ángeles son los mensajeros cariñosos del Creador, ellos vienen siempre cuando usted pide su ayuda con un corazón puro.

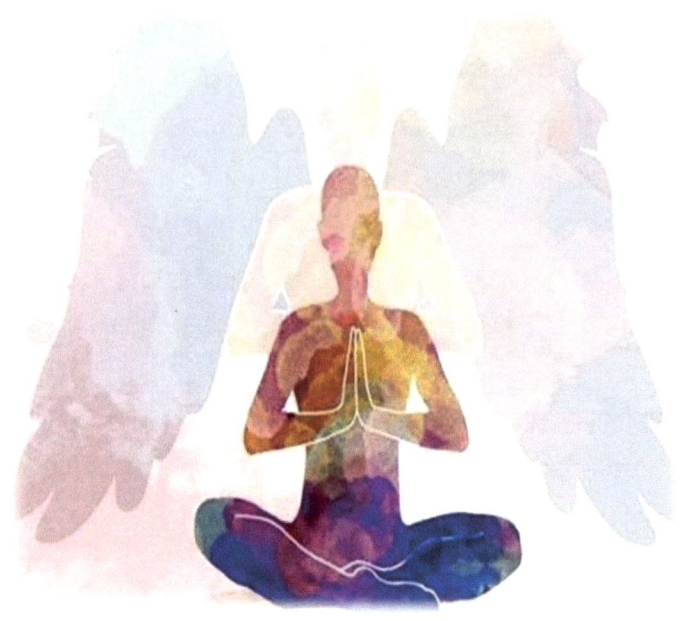

LOS CUATRO ARCÁNGELES QUE SE TRABAJAN EN LA UNIFICACIÓN ARCÁNGELES CON REIKI

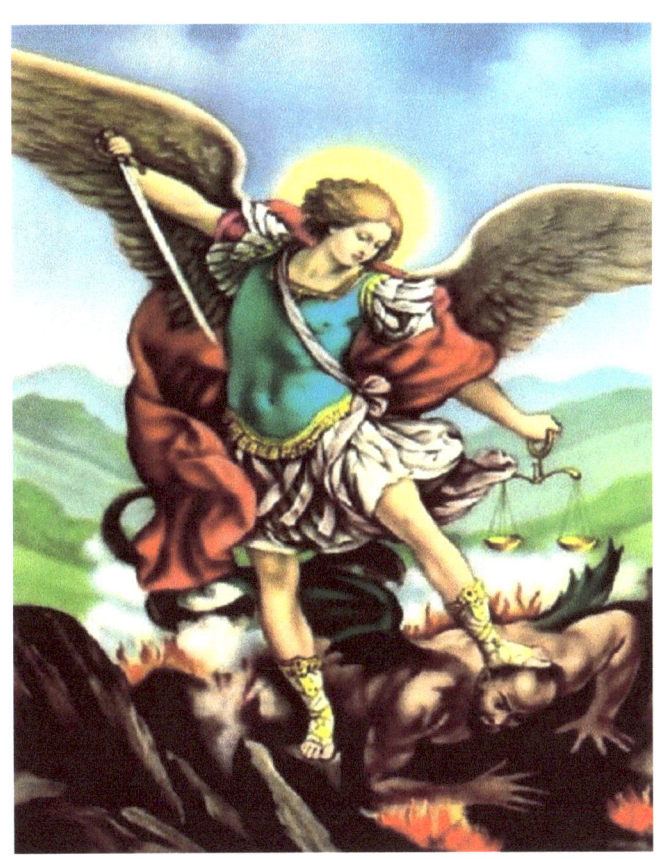

Miguel

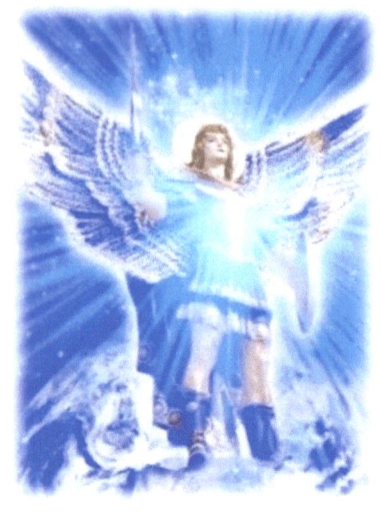

Nos ayuda a ser valerosos y a enfrentar la vida con optimismo, alejando los pensamientos negativos que nos impiden avanzar en nuestro proceso de desarrollo.

En él encontramos el modelo de todas las virtudes y se considera como el ángel de la Luz. Miguel quiere decir: ¿Quién como Dios? Es decir: ¿quién es tan grande, tan amable y justo como Dios? Él es el guardián de las llaves del cielo, jefe de la milicia celestial, de los ángeles del hogar y de los ángeles que trabajan con la humanidad.

Su presencia es muy útil para ayudar a quitar la depresión, los problemas de presión arterial, enfermedades del corazón y de la columna vertebral, elimina los pensamientos y tendencias suicidas. Elimina las toxinas, las energías más bajas y libera el espíritu.

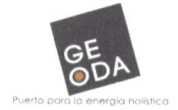

Ya desde el Antiguo Testamento aparece como el gran defensor del pueblo de Dios y su poderosa defensa continúa en el Nuevo Testamento. Miguel es nuestro protector y para cumplir su misión es necesario, además del poder, otra cualidad: la bondad. Su bondad, es tan grande como su poder. Bajo sus órdenes, todos los ángeles trabajan por la protección de los hombres. Es modelo de inocencia y de pureza, no tiene sino pensamientos y deseos santos, modelo de humildad, confiesa que Dios lo es todo y que toda persona debe quitar de sí el orgullo, la ambición y la vanidad.

Él procede en todas sus acciones con perfecta calma y nos muestra claramente que la modestia, la dulzura y la paciencia son las mejores armas contra nuestros enemigos. Él lleva la espada llameante de Dios. Miguel se asocia con el símbolo DAIKOMYO

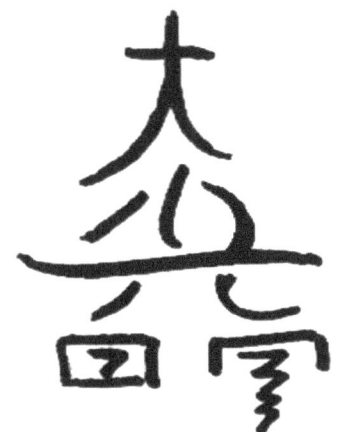

El Arcángel Miguel se asocia con el color azul, uno de los colores que nos ayudan a trascender a las dimensiones más elevadas del espíritu. Transmite paz, tranquilidad y fe, y representa la protección del cielo. El rayo azul tiene efectos en nuestro cuerpo físico, ayudando a reducir temperaturas, inflamaciones, calmar nervios, reducir la ansiedad y bajar la presión sanguínea. Por otra parte, nos ayuda en nuestro estado mental y emocional, dejándonos pensar con claridad, cultivar el desapego y eliminar el miedo.

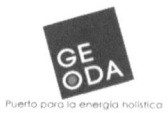

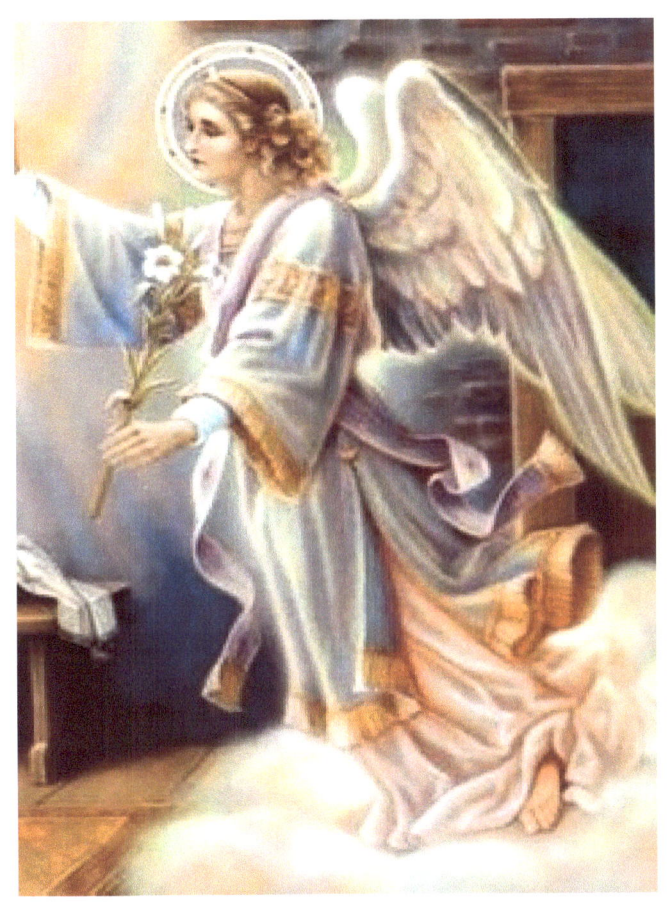

GABRIEL

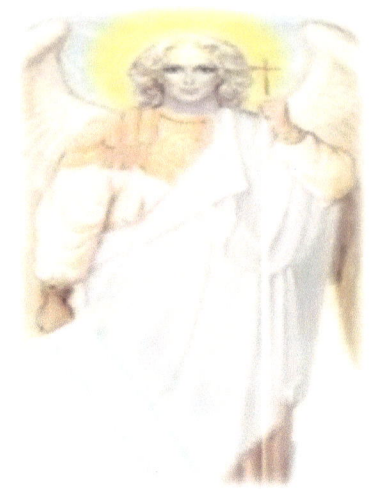

Su nombre significa "Dios es mi Fuerza". Es conocido por sus mensajes y noticias a la humanidad, pues fue el enviado por Dios para darle la noticia de la llegada de Jesús a la Virgen María.

Es el patrón de las mujeres embarazadas, las madres y de los recién nacidos, de orfanatos y hospicios. Protector de bebés con males congénitos. Se le puede invocar para los dolores menstruales y dolores de parto.

Es el guardián de los sueños, ayuda en los problemas de insomnio y alimentación. Nos ayuda a interpretar los sueños, aleja las pesadillas y ayuda con la clarividencia.

Siempre cuida de nuestro niño interior, preservando y propiciando que se manifieste la presencia de lo natural, inocente y puro hay en nosotros. Nos ayuda a conocernos, a comprender y a respetar nuestras singularidades, lo que nos identifica y distingue, favoreciendo que podamos desarrollar nuestros dones y florecer nuestra

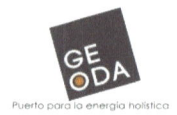

Luz. Ayuda a permanecer en el camino de la vida y conocer el plan del alma.

Rige sobre la comunicación, por lo que nos ayuda a expresarnos abierta y honestamente y atender nuestra intuición, nuestra voz interior. Tiene regencia sobre los medios electrónicos, computadoras, etc.

Grabriel es mensajero divino entre Dios y el hombre, Arcángel protector de los Reikistas y maneja la energía curativa del Cho ku Rei.

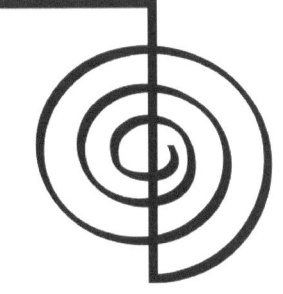

El arcángel Gabriel se representa con el rayo de luz blanca, pues refleja la pureza. Algunas veces se presenta con un lirio en su mano que significa amor y humildad, otras veces se presenta con una trompeta, que significa el despertar de las almas dormidas para el juicio final.

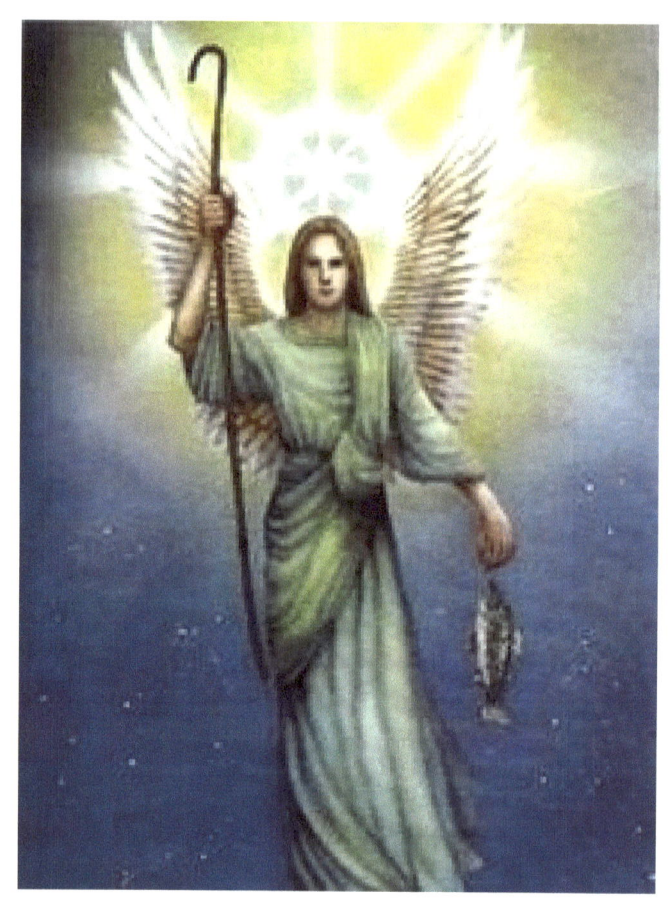

RAFAEL

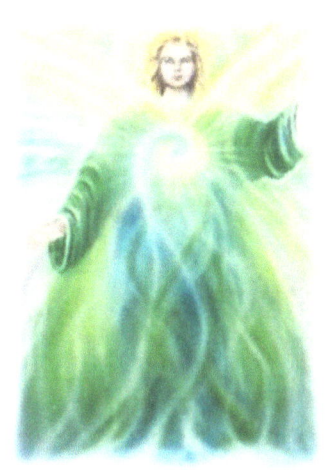

Su nombre quiere decir "Brillo de Sanación" o "Curación de Dios". Tiene la capacidad de sanar cualquier enfermedad.

Rafael es el Arcángel de la herbolaria, la ecología, es el protector de los invidentes, los convalecientes y los enfermos; es el protector de los novios, de las familias, del matrimonio, de los jóvenes y de los ancianos.

Es el patrón de los médicos y terapeutas. Se considera el jefe de los Ángeles custodios, Arcángel de la prosperidad y riqueza material y espiritual. Cuando abrimos nuestros corazones a la salud en todos los aspectos y asumimos la responsabilidad que tenemos en nuestra propia curación, el Arcángel Rafael potencia al sanador que todos llevamos dentro para que actúe, y a nuestra parte sabia para que nos incline a seguir el camino para conservarnos sanos y vitales.

Incluso, en el caso de que necesitemos ayuda externa, nos guiará para que encontremos los terapeutas más adecuados para nosotros en ese momento.

Nos ayuda a entender las lecciones que existen tras todas nuestras enfermedades y sufrimientos y el por qué se manifiestan. Él maneja la energía curativa del Sei He Ki.

El arcángel Rafael se representa con un rayo verde, el cual transmite armonía y ayuda a desarrollar la visión divina. Este color refleja la fertilidad creadora, el balance del mundo, abundancia y salud. En nuestro plano físico nos ayuda a controlar los dolores de cabeza, trastornos digestivos y alta presión. En nuestro plano mental y emocional nos ayuda a manejar emociones fuertes, confusión mental y mejorar relaciones con los demás. El color verde guía el camino hacia el amor por el prójimo, compasión, balance e inspiración.

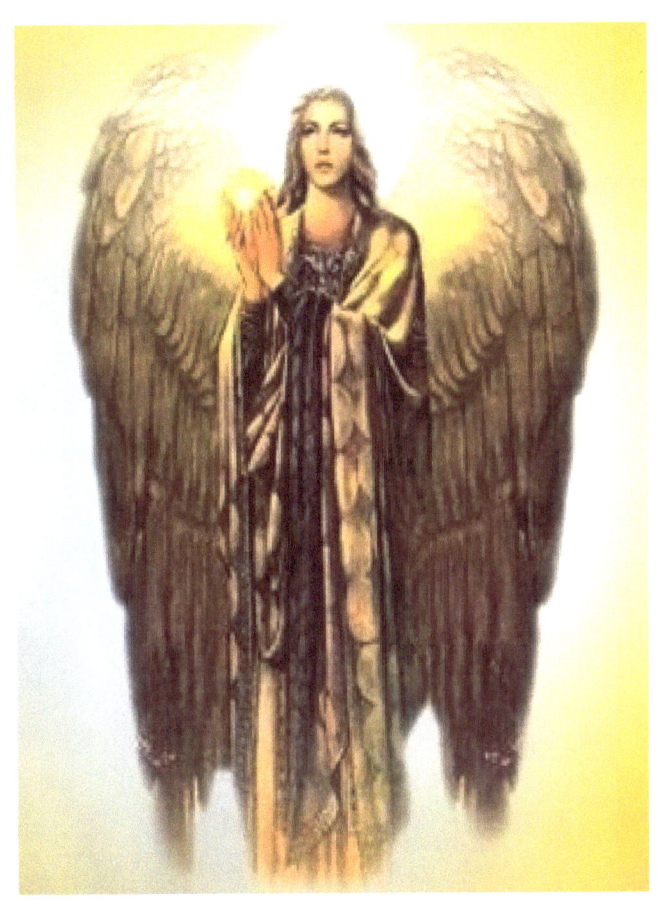

URIEL

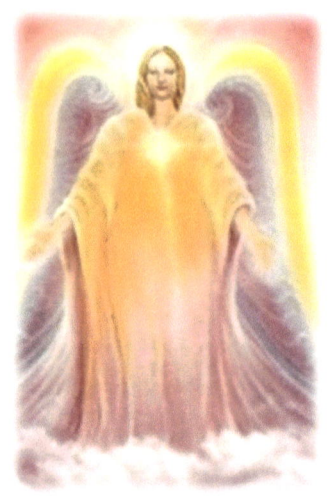

Su nombre significa "Fuego de Dios". Junto a Miguel, posee las llaves del Infierno y los Abismos, y no abrirá estas puertas hasta el Día del Juicio Final.

Es el arcángel que trae a la humanidad el conocimiento y la comprensión de la Divinidad y de cómo ésta se manifiesta en todas las formas de vida, lo que nos ayuda a puede reconocer la esencia de la divinidad que reside en nosotros mismos y en los demás, así como también ponerla de manifiesto en nuestros actos cotidianos, potenciando nuestras dotes creativas.

Uriel es el arcángel de la salvación, de la justicia divina, la música, la profecía, el fuego, las iniciaciones y de la Cábala.

Nos ayuda a interpretar las visiones, pues es el Arcángel purificador que, a través de los fenómenos naturales, elimina la contaminación mental y física.

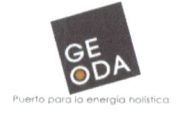

Nos guía para que reconozcamos la responsabilidad de todo lo que acontece en nuestras vidas y a que sepamos gestionarlas, recordando siempre que todo obedece a un plan divino que nos ayuda a desarrollar nuestro auténtico potencial.

Junto a el Arcángel Miguel, elimina la negatividad. Uriel maneja la energía curativa del Hon Sha Ze Sho Nen, para que la transformación y transmutación libere las dolorosas cargas y recuerdos del pasado.

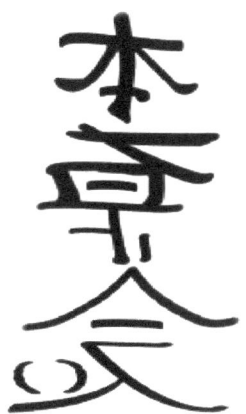

El arcángel Uriel se representa con el rayo naranja, pues enciende el deseo de servir en la misión del despertar de la consciencia humana para alcanzar la paz. Transmite la luz del conocimiento, nos libera de la rabia, el odio, ira e impaciencia.

CÓMO INTEGRAMOS LOS CUATRO ANCÁNGELES EN LA SESIÓN DE REIKI...

1. El día antes de hacer una sesión con Arcángeles debes hacer la meditación de los cuatro (4) Arcángeles o la puedes hacer el mismo día, antes de la sesión.

2. Cuando está pidiendo la asistencia a la Energía Reiki, también haces mención de los cuatro (4) Arcángeles llamándolos por su nombre y pidiendo su presencia en la sesión.

3. Debes tener las figuras de cada uno de los cuatro (4) Arcángeles, de ser posible en cuarzo, figuras de procela, madera o una estampa de ellos.

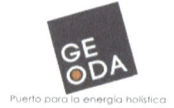

4. Recuerda encender cuatro (4) velitas pequeñas (velas de té) del color de los Arcángeles. Estas deben consumirse por completo.

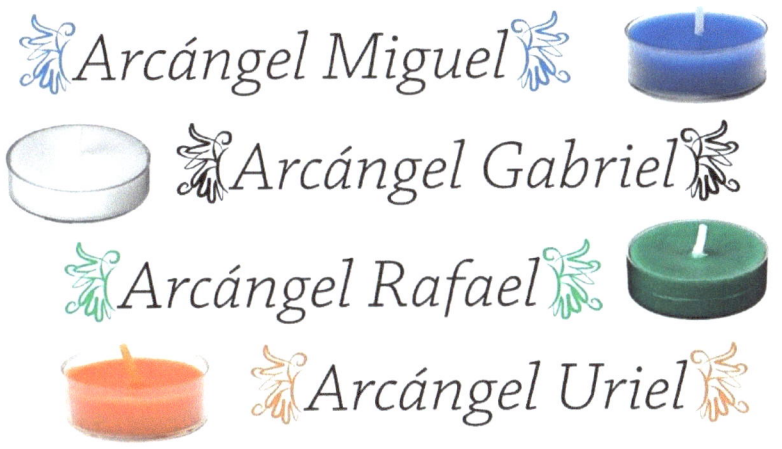

5. El paciente escoge dos de las figuras de los Arcángeles y los sostiene en sus manos mientras está en la sesión de Reiki. Estos ayudarán a tener una mejor comunicación con el paciente. La persona debe escogerlos, ya sea porque tiene afinidad o porque en ese momento siente una conexión específica con esos Arcángeles.

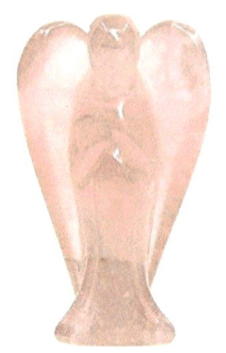
Cuando empezamos a caminar el sendero hacia la luz y les pedimos a nuestros Arcángeles que nos tomen de la mano y que nos guíen, ellos amorosamente lo hacen, nos acompañan. En este punto estamos afinando nuestro canal de comunicación con ellos, podemos utilizar elementos que nos ha regalado nuestra Madre Tierra para potenciar esta comunicación y que, al mismo tiempo, dependiendo de la programación que le des, nos pueden servir también como elementos de sanación, unificación. Me refiero a los cristales de cuarzo.

Cada Arcángel tiene un cristal que le corresponde. Es tu elección programarlos o no, el cristal queda libre para canalizar energías sin restricción alguna. Puedes programarlos para que potencialice tu comunicación y unificación con los arcángeles, para sanación física, para reequilibrar chacras, entre otros. Sabemos que ellos tienen vibración propia así que tienes que tener muy claro cuál es el objetivo de programación.

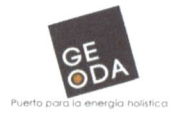

¿CÓMO HACER UNA PROGRAMACIÓN SENCILLA?

Busca un lugar tranquilo y aquieta tu mente, respira lenta y profundamente por unas 4 a 5 veces. Cuando estés en completa relajación, toma entre tu mano izquierda la figura del Arcángel y te visualizas en un abrazo con él. Observa cómo tú y el cristal son uno solo, envueltos en luz blanca brillante y lo programas con las siguientes palabras:

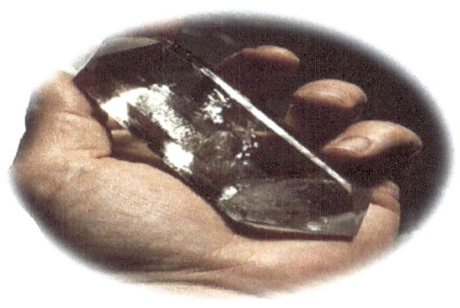

"Yo soy un canal de luz, nada que sea diferente a la luz de Creador podrá tocarme, Soy un canal de amor puro nada diferente al amor de mis amados Arcángeles. Tu potencia mi amor para ser un buen canal de Energía Universal así es así es"

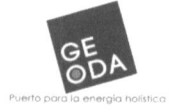

Debes programar cada cristal o cuarzo con su Arcángel. De esta forma tendrás 4, es por esto que sería mejor si consigues las figuras de los Arcángeles.

Recuerda, el cristal de cuarzo actúa como vórtice de energía así que cuando quieras conectar con tu Arcángeles lo coges y solo pides la presencia del Arcángel y de seguro lo sentirás. Así los cristales exaltan tu propia vibración, promueven la claridad y te traen serenidad y confianza.

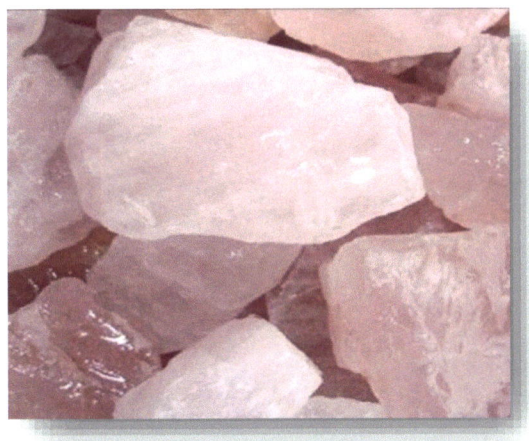

Cuando acuden a nosotros para recibir sanación, es importante que sepamos que muchos lo hacen, sin tener idea de hacia dónde van, pero incluso en este caso ya nosotros sabemos lo que buscan con la ayuda de los Arcángeles. Es importante que asumamos la responsabilidad de nuestra propia sanación y preparación, de nuestro propio proceso y unificación con los Arcángeles, que no lo dejemos nunca en manos de otra persona, pues eso sería una ilusión. Sólo hay sanación cuando hay comprensión, y eso es algo que nadie puede hacer por nosotros.

El resultado de este proceso es una apertura progresiva del corazón al amor incondicional y una inevitable expansión de la conciencia, lo que transformará nuestras relaciones y nuestro entorno, y nuestro mundo.

Recuerda que, a través de la sanación espiritual, accedemos a una herramienta de autoconocimiento que nos ayudará a tomar conciencia de por qué nos pasa lo que nos pasa, y nos ayudará también, con el tiempo, a recordar quiénes somos y qué hemos venido a hacer aquí. Ya somos lo que deseamos ser, y es sólo cuando quitamos el "deseo" que lo vemos con claridad. No podemos ser mejores, pues ya somos perfectos, pero lo hemos olvidado, enredados en la maraña de las emociones, el deseo y el sufrimiento.

Terminarás la sesión de Unificación de Arcángeles con Reiki de la misma forma que te ha sido enseñada, con un barrido, escaneo y los símbolos con los que has sido iniciado. Al final das las gracias a Los Cuatro (4) Arcángeles y a la Energía Universal Reiki.

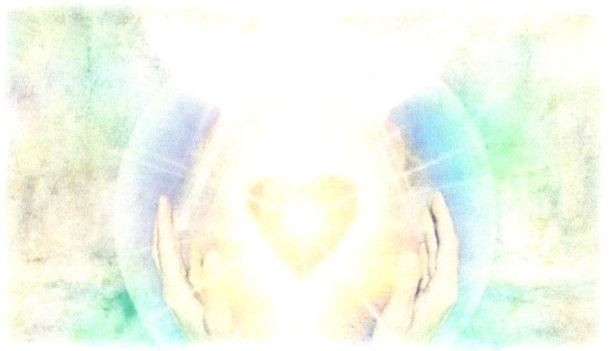

COMPROBACIÓN DE CONOCIMIENTOS

1. Menciona los cuatro Arcángeles que usaremos en la sesión de Reiki

   _____
   _____
   _____
   _____

2. Menciona los símbolos que acompañan a cada Arcángel en Reiki

   _____:_____
   _____:_____
   _____:_____
   _____:_____

3. Menciona los colores con que se identifica a cada Arcángel

   _____:_____
   _____:_____
   _____:_____
   _____:_____

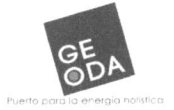

4. Menciona el significado del nombre de cada Arcángel

_____:_____

_____:_____

_____:_____

_____:_____

CIERTO O FALSO

1. _____Hacemos una meditación antes de cada sesión de Reiki, ejemplo: si en un día hacemos 4 sesiones también haremos 4 meditaciones.

2. _____Cuando abrimos la sesión Unificación de Arcángeles con Reiki lo hacemos igual que siempre, no hay variación.

3. _____Debemos tener las figuras o estampitas de los 4 Arcángeles en la sesión.

4. _____El paciente deberá tener en su mano los 4 arcángeles.

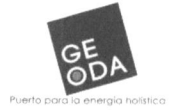

5. _____Prenderemos una vela blanca en cada sesión de Unificación de Arcángeles con Reiki.

6. _____Inmediatamente que la sesión termina, el paciente debe apagar las 4 velas, para soplar todo lo denso que había en él.

7. _____Reiki Angelical fue una inspiración de Mikao Usui en su segunda meditación en el monte Karuna.

8. _____Es importante programar el cuarzo o cristal de cada Arcángel para potenciar la comunicación y unificación y para poder conectar con ellos.

Ceremonia de Unificación Arcángeles con Reiki

Estás preparado para conectar con los Arcángeles y su llegada a tu vida como herramienta de sanación con Reiki. Debes ponerte en contacto con tu Sensei para coordinar los pasos a seguir durante este proceso de transformación. Si estás tomando el curso a distancia, puedes escribirnos a geodapr@gmail.com para indicarte la plataforma por la que se estará enviando la sintonización a distancia.

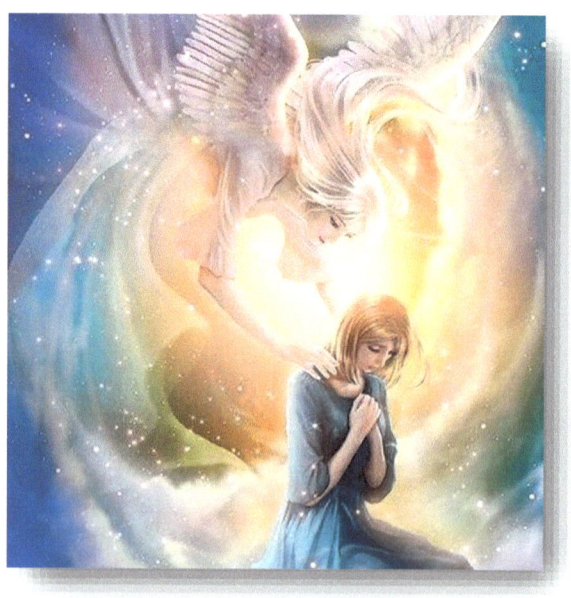

Lo que necesitas saber para la Ceremonia de Unificación y recibimiento de los Arcángeles:

Se llevará a cabo un domingo y deberás seguir las especificaciones del plan de trabajo del Módulo de Unificación de Arcángeles con Reiki.

Vestirás ropa clara o tonos pasteles.

Crea un pequeño espacio sagrado o altar en algún lugar de tu hogar, donde pondrás los siguientes artículos durante los cinco (5) días, luego de la Unificación:

Vela de té blanca: Bendícela y colócala en tu espacio privado, deja que se consuma en su totalidad. Serán cinco (5), una para cada día de la meditación.

Flores: al lado de la vela.

Los Cuatro (4) Arcángeles: Se te entregarán el día de la Ceremonia de Unificación.

El lunes que te corresponda, luego de la Ceremonia de Unificación, a las 10:00pm, debes abrir la puerta de tu casa (literalmente) y dar la Bienvenida los Arcángeles diciendo:

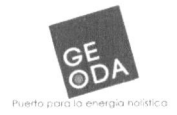

"Amados Arcángeles Miguel, Gabriel, Rafael y Uriel sean bienvenidos a mi vida. Juntos vamos a servir a todo aquel que me necesite como canal de Reiki, su compañía será de gran ayuda para armonizar y energizar todas las sesiones que pueda ofrecer. Gracias por venir a ser parte de mi vida. De igual forma les doy las gracias por ayudar a limpiar mi camino de todas las energías densas que puedan llegar a mí, enviándolas al Universo para ser recicladas y devuelta a mí. Mi hogar y mi cuerpo físico, mental, emocional y espiritual se llenan de luz que me trae paz y tranquilidad. Gracias por brindarme alegría, amor, sabiduría, bendiciones y energía de armonía a mí y a todas las personas que estén en mi corazón. Gracias por aceptar ser mis guías en todas las terapias que trabaje con ustedes".

Comenzarás las meditaciones al día siguiente. Las mismas estarán disponibles en el canal de YouTube: Geoda Puerto para la Energía Holística.

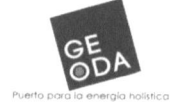

RECORD DE PRÁCTICA

	MEDITACIONES	
	FECHA	SENSACIONES
1		
2		
3		
4		
5		

FECHA	TRATAMIENTO PRESENCIAL	TRATAMIENTO A OTRA PERSONA
	SI ◯ NO ◯	SI ◯ NO ◯
	SI ◯ NO ◯	SI ◯ NO ◯
	SI ◯ NO ◯	SI ◯ NO ◯
	SI ◯ NO ◯	SI ◯ NO ◯
	SI ◯ NO ◯	SI ◯ NO ◯
	SI ◯ NO ◯	SI ◯ NO ◯
	SI ◯ NO ◯	SI ◯ NO ◯
	SI ◯ NO ◯	SI ◯ NO ◯
	SI ◯ NO ◯	SI ◯ NO ◯
	SI ◯ NO ◯	SI ◯ NO ◯
	SI ◯ NO ◯	SI ◯ NO ◯
	SI ◯ NO ◯	SI ◯ NO ◯
	SI ◯ NO ◯	SI ◯ NO ◯
	SI ◯ NO ◯	SI ◯ NO ◯
	SI ◯ NO ◯	SI ◯ NO ◯

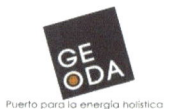

GE ODA
Puerto para la energía holística

SENSACIONES PARA DISCUTIR CON TU MAESTRO DE REIKI

A continuación, puedes escribir todas las sensaciones que experimentes a través de tu proceso de Unificación de Arcángeles con Reiki, así como también los puntos importantes que quieras mencionarle a tu Sensei.

_____
_____
_____
_____
_____
_____
_____
_____
_____
_____
_____
_____
_____
_____
_____
_____
_____
_____
_____

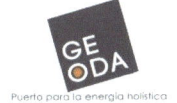

abre-tus-alas...

... y vuela más allá de tus límites!

... y realiza tus sueños!

... y sana tu vida!

...sé feliz!

MEDITACIÓN PARA LA TÉCNICA DE UNIFICACIÓN DE ARCÁNGELES CON REIKI

Para que el reikista la haga el día antes o el mismo día antes de la sesión de Reiki

Busca un lugar cómodo que puedas usar sin interrupciones, que te acompañen las figuras, cristales o estampitas de los 4 arcángeles que vas a usar en la sesión de Arcángeles con Reiki. Adicional debes prender cuatro velitas de té blancas. Este lugar puede ser tu cuarto o área donde das Reiki.

Relájate, cierra los ojos y pon la atención en tu cuerpo, en los movimientos que provoca tu respiración. Imagina que sientes una presencia en el lado derecho de tu cuerpo y de tu rostro. Podrías sentir presión, cosquilleo o una vibración, o simplemente no sentir nada.

Visualiza la presencia del Arcángel Gabriel a tu lado izquierdo, el mensajero de Dios. Ahora llega por tu lado derecho el Arcángel Miguel, la fuerza de Dios. También se acerca lentamente por la espalda el Arcángel Rafael, la sanación de Dios y por último visualiza una luz brillante frente de ti, es el Arcángel Uriel, la luz de Dios.

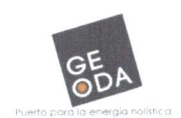

Siente a los cuatro Arcángeles apoyándote y transmitiéndote su energía. Siente cómo te sostienen y te apoyan.

Por último, visualiza 4 rayos: azul, verde, anaranjado y blanco, que descienden del cielo y entran por tu coronilla, son energía benevolente y de enorme vibración. Siente cómo estos rayos descienden sobre ti y te rodean con protección, amor y dulzura. Te envuelven en un estado de paz celestial y bondad infinita.

Disfruta esta conexión absoluta y mentalmente pídeles que sean tus guías y guardianes, en cada paso que des en tu vida, que su protección siempre te acompañe de noche y de día.

Si quieres levantarte, deja primero que los rayos de Energía Universal asciendan, se eleven con delicadeza.

Da las gracias y repite esta oración de Los Cuatro Arcángeles

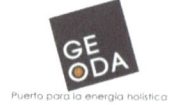

Arcángel SAN MIGUEL **a mi derecha, para que seas mi protección.**

Arcángel SAN GABRIEL **a mi izquierda, para recibir el mensaje de Dios.**

Arcángel SAN RAFAEL **a mis espaldas, para que con tus alas me cubran de sanación.**

Arcángel SAN URIEL **al frente de mí, para encender tu luz abriéndome los caminos.**

Ahora sobre mí, toda su energía y amor, la gloria del Universo Celestial.

Amen.

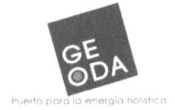

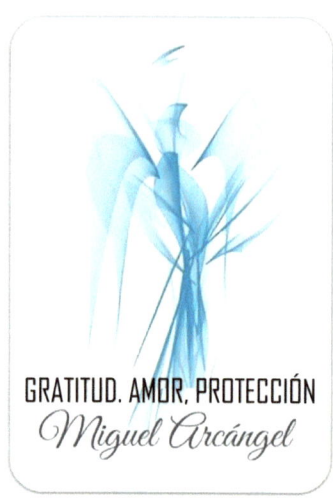
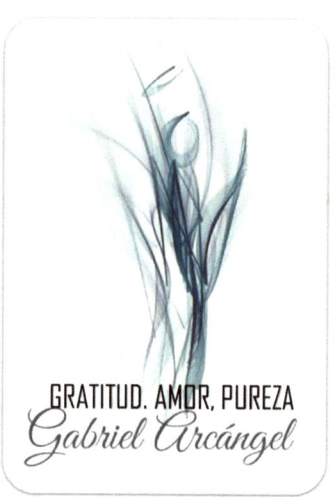
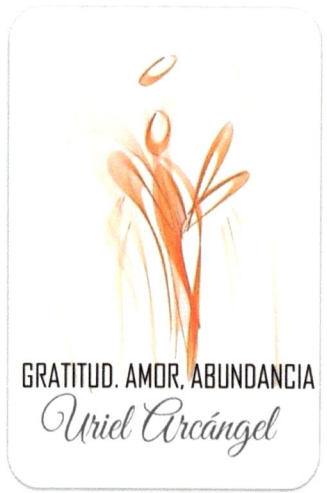
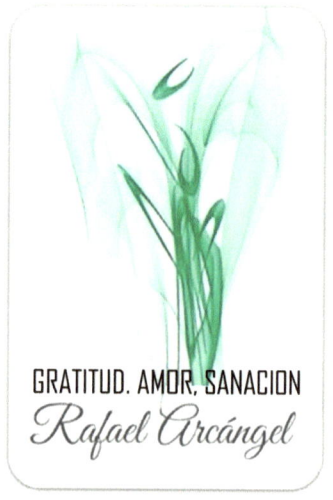

SESIÓN DE REIKI CON LOS CUATRO ARCÁNGELES

Pide a tu ángel de la guarda que te acompañe en esta sanación con Reiki, ayudando a llenarte de luz cristalina.

A tu lado derecho el Arcángel Miguel, en el lado izquierdo Arcángel Gabriel, a tus espaldas el Arcángel Rafael y frente a tu rostro el Arcángel Uriel.

Los cuatro arcángeles Miguel, Gabriel, Rafael y Uriel juntan las puntas de sus lanzas y tocan tu coronilla encendiéndola de luz dorada con energía vital. Tu tercer ojo comienza a abrir, dejando entrar esta luz que recorre todo tu cuerpo, llenado tu ser de armonía, sanación y amor angelical.

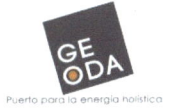

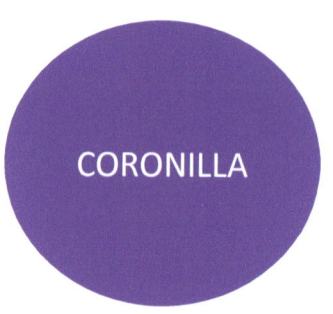

CORONILLA

Miguel, Gabriel, Rafael y Uriel levantan sus lanzas, formando un puente de luz blanca dorada y te invitan a pasar por debajo del puente y te susurran que eres un ser de amor celestial y te dejan su bendición...

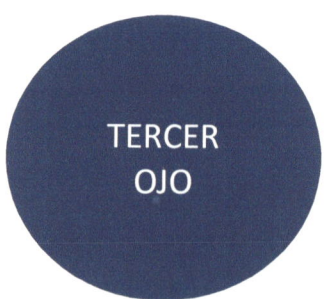

TERCER OJO

Miguel, Gabriel, Rafael y Uriel levantan sus lanzas, formando un puente de luz blanca dorada y te invitan a pasar por debajo del puente y te susurran que eres un ser de amor celestial y te dejan su bendición...

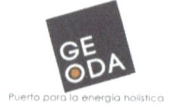

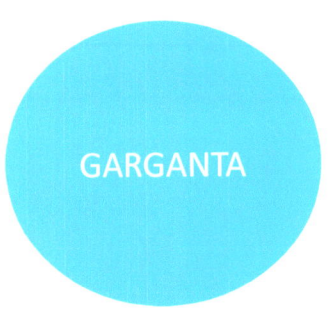

En el chacra garganta entra el Arcángel Miguel, pintándolo de azul celeste para limpiar, aclarar y abrir con su fuerza de poder…

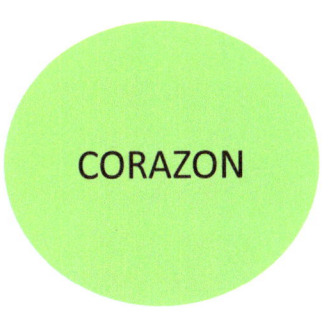

En el chacra corazón, con rayos verdes de sanación, el Arcángel Rafael lo envuelve, regenerando y purificando con su amor…

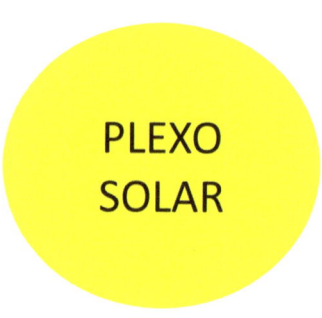

PLEXO SOLAR

Miguel, Gabriel, Rafael y Uriel levantan sus lanzas, formando un puente de luz blanca dorada y te invitan a pasar por debajo del puente y te susurran que eres un ser de amor celestial y te dejan su bendición...

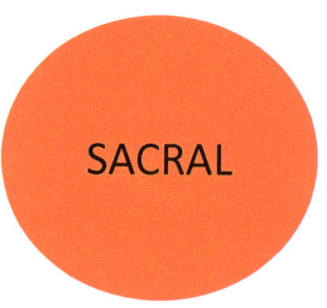

SACRAL

En el chacra sacral, con resplandor naranja se posa el Arcángel Uriel quemando todo lo denso que fluye por tu cuerpo energético...

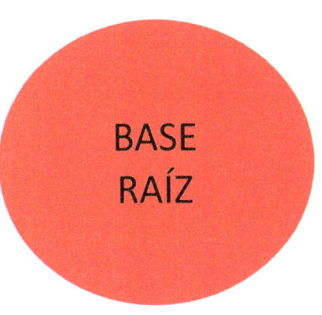

BASE RAÍZ

En el chacra raíz, el Arcángel Gabriel lo enciende con luz blanca luminosa ayudando a centrar tu vida.

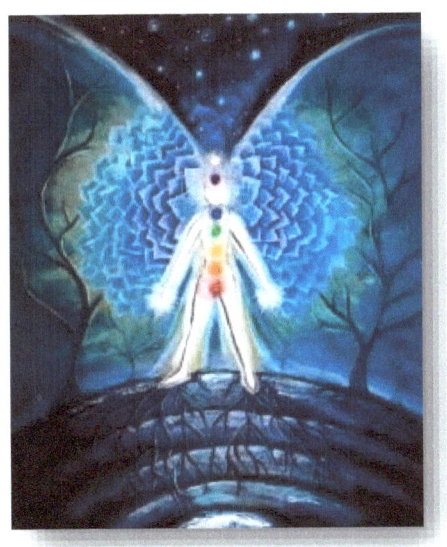

Para escuchar esta sesión de Unificación de Arcángeles con Reiki, visita nuestro canal de YouTube

https://www.youtube.com/watch?v=9O8cHyPDe6o&t=224s

PALABRAS FINALES PARA LA SESIÓN DE REIKI CON ARCÁNGELES

Los arcángeles te envían un mensaje para tener claridad mental y emocional, para realizar cambios en la vida, para perdonar, sanar, para que te conectes nuevamente con la esencia divina, logrando de esta manera ver situaciones llenas de dolor, como situaciones de aprendizaje y de bendición.

La sanación de los Arcángeles trae una poderosa y maravillosa armonía para ti directamente, pues te benefician de la nueva energía de amor y paz que ellos te transmiten y generan a tu alrededor.

Sugerido a discreción o gusto del terapeuta

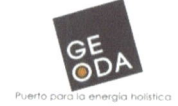

TÉCNICA DE VISUALIZACIÓN NUBE DE BRUMA CON LOS CUATRO ARCÁNGELES

Este ejercicio combate la pérdida de energía, de nuestros temores, rencores, tristeza, angustias y los debates interiores.

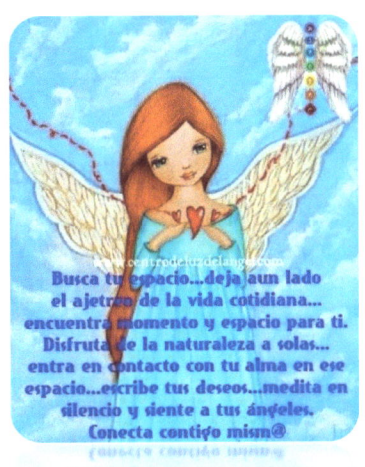

Busca un espacio cómodo, respira profundo y déjate fluir. Ahora, visualiza que estás entre nubes de una bruma brillante, relajante, armoniosa y sanadora. Al inhalar se llenan tus pulmones de aire puro que se expande por todo tu cuerpo, disolviendo toda la negatividad que has retenido. Imagina que esta bruma limpia y restaura, trasmutando toda la energía densa que está en tu sistema energético corporal.

Ahora, solo inhala profundo y suavemente... Exhala, lentamente con suavidad en forma armónica. Siente cómo esa bruma recorre tus dos pulmones, lleva todo ese aire hasta tu vientre... Solo deja que fluya dentro de ti...

Visualiza que Los Cuatro Arcángeles se paran frente de ti, cada uno tiene una esfera de color y un bastón que te energizarán con su rayo de luz y llama vibracional...

El ARCÁNGEL URIEL Es el ángel del gozo, quien ahora se posiciona en tu Chacra Sacral, envolviéndolo de luz naranja gratificante, y también hace conexión con el Chacra Plexo Solar.

El ARCÁNGEL RAFAEL Es el ángel de la armonía y amor, quien ahora se posiciona en tu Chacra Corazón, donde lo envuelve en luz verde de puro amor...

El ARCÁNGEL MIGUEL Es el ángel de la sinceridad, quien ahora se posiciona en tu Chacra Garganta y lo envuelve en luz azul cielo, llenándolo de palabras sabias... Visualízalo ahora en tu Chacra Tercer Ojo donde lo envuelve en luz azul índigo abriendo la intuición...

El ARCÁNGEL GABRIEL Es el ángel de la entrada, quien ahora se posiciona en tu Chacra Coronilla, envolviéndolo en luz blanca, dando paso a las nuevas energías... A su vez posa su mirada en el Chacra Base enraizándote y centrando tu vida con luz blanca dorada.

Ahora vamos a imaginarlos en el centro de cada Chacra, resplandeciendo en su color. Los Arcángeles levantan su bastón y envían rayos de luz que son absorbidos por lo chacras logrando energizarlos. Sus bendiciones son derramadas sobre nuestros campos energéticos.

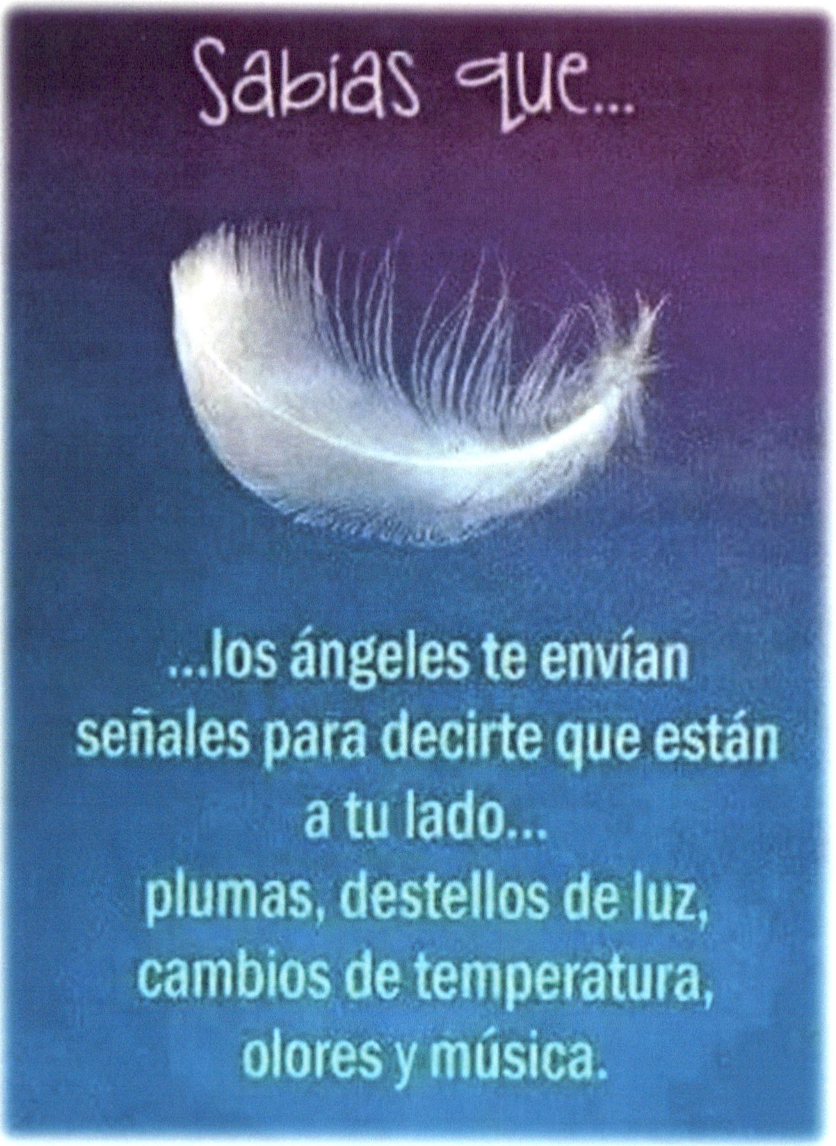

Sabías que...

...los ángeles te envían señales para decirte que están a tu lado...
plumas, destellos de luz, cambios de temperatura, olores y música.

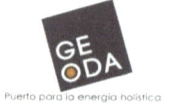

Has terminado la lectura y práctica del Curso Unificación de Arcángeles con Reiki.

Es momento de que compruebes tus conocimientos

1. ARCÁNGELES EN LA UNIFICACIÓN

   Miguel   Gabriel   Rafael   Uriel

2. SÍMBOLOS Y ARCÁNGELES

   Miguel: Dai Ko Myo

   Gabriel: Cho Ku Rei

   Rafael: Sei He Ki

   Uriel: Hon Sha Ze Sho Nen

3. COLORES Y ARCÁNGELES

   Miguel: Azul

   Gabriel: Blanco

   Rafael: Verde

   Uriel: Anaranjado

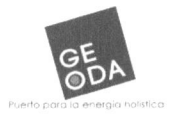

4. NOMBRE Y SIGNIFICADO DE ARCÁNGELES

Miguel: Quién como Dios

Gabriel: Dios es mi Fuerza

Rafael: Curación de Dios

Uriel: Fuego de Dios

CIERTO Y FALSO

1. F
2. F
3. C
4. F
5. F
6. F
7. F
8. C

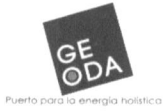

Felicidades en tu nuevo camino, abre tus alas y vuela junto a los Arcángeles. Es momento de celebrar y fluir en armonía, una nueva vibración hoy te abraza.

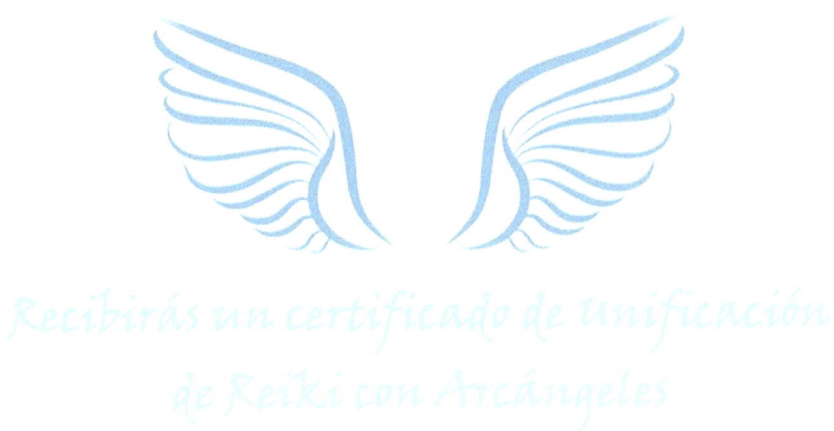

Todos los estudiantes online deben enviar las tablas completadas a geoda@gmail.com luego recibirán a vuelta de correo su diploma de Unificación Arcángeles con Reiki.

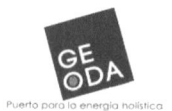

www.ingramcontent.com/pod-product-compliance
Lightning Source LLC
Chambersburg PA
CBHW040359220526
45473CB00025B/2522